MÉMOIRE

SUR LES CAUSES

DE

L'HYDROPHOBIE,

VULGAIREMENT connue sous le nom de Rage, et sur les moyens d'anéantir cette maladie;

PAR E.-F.-M. BOSQUILLON,

Docteur Régent de la ci-devant Faculté de Médecine de Paris, ancien Professeur de Chirurgie latine et de matière médicale, professeur de langue grecque au Collége National de France, médecin du grand Hospice de Paris, de la Société de Médecine d'Édimbourg, de la Société Médicale d'Émulation de Paris, etc.

A PARIS,

Chez Gabon, Libraire, place de l'École de Médecine.

DE L'IMPRIMERIE DE DELANCE ET LESUEUR.

AN XI. — 1802.

MÉMOIRE

SUR LES CAUSES

DE

L'HYDROPHOBIE.

LE degré de force, de santé et de courage dont nous jouissons à mesure que nous avançons en âge, dépend de notre première éducation ; les préjugés qu'on nous a inspirés dans l'enfance, sont la source des plus grands maux ; ainsi les personnes élevées par des gens mous, superstitieux et fortement attachés à la vie, échappent difficilement aux maladies dont on leur a fait un tableau effrayant ; les moindres circonstances suffisent pour exalter leur imagination à un degré extraordinaire et les faire périr. La peste et les maladies convulsives surtout nous offrent tous les jours des exemples de ce genre : tout homme craintif et pusillanime court les plus grands risques de périr victime de ces fléaux, lorsqu'il en est le té-

A

moin, ou même lorsqu'il en entend parler : il n'y a 'pas enfin d'effet funeste que la terreur seule ne puisse produire. Sa puissance égale celle que Virgile attribue aux harpies :

Tristius haud illis monstrum, nec sævior ulla
Pestis et ira deum stygiis sese extulit undis.

AENEÏD, L. IV.

« Jamais les dieux irrités n'ont envoyé des ondes du Styx » de monstre plus horrible, ni de peste plus cruelle.».

Une longue expérience m'a convaincu qu'on ne pouvoit attribuer qu'à la même cause, c'est-à-dire, à la terreur, l'hydrophobie ou l'horreur de l'eau qui succède à la morsure d'un animal réputé enragé. Il suffit, pour s'en convaincre, de faire attention à la nature des symptômes de la maladie, à la manière dont ils se manifestent, et aux moyens les plus propres pour les prévenir. Quantité de personnes, à la vue seule d'un chien furieux et inconnu, tombent en foiblesse, perdent la raison, éprouvent des mouvemens convulsifs et autres effets qu'on ne peut attribuer qu'aux idées qu'on leur a suggérées dans l'enfance sur les suites de l'hydrophobie. Ces idées s'offrent à l'instant à leur imagination, et elles se croient perdues sans ressource, surtout si l'animal les approche, les touche et les mouille de l'écume qui sort de sa gueule.

On anéantira surement cette maladie, en

prouvant l'absurdité de tout ce qu'on a débité à son sujet ; c'est ainsi que des hommes, célèbres dans l'art de guérir, ont anéanti les sorciers, les loups-garous, les revenans, et quantité d'autres genres de folie autrefois fort communs. Ils sont parvenus, par la force seule de la persuasion, à déraciner des préjugés funestes que tous les moyens tentés par différens gouvernemens, l'appareil surtout des supplices les plus cruels, n'avoient fait qu'accréditer, en sanctionnant ainsi en quelque sorte les idées populaires.

Toutes les tentatives qu'on a faites jusqu'ici pour arrêter les progrès de l'hydrophobie, l'ont, par la même raison, rendue plus commune. Les écrits surtout qu'on a répandus avec profusion à son sujet, ont fait le plus grand mal. Ils ont augmenté la terreur et causé la mort de quantité d'individus, en admettant comme démontré qu'il existoit réellement un virus capable de communiquer la maladie. Peut-on douter qu'on produira un effet contraire, en suivant une marche opposée, puisque l'on convient généralement qu'il n'y a pas de plus sûr préservatif pour ceux même qui ont été mordus par un animal enragé, que de ranimer leur courage et de les distraire, en dirigeant leur imagination sur d'autres objets ?

Si nous remontons à la plus haute antiquité,

nous verrons que les chiens ont de tout temps été sujets à une espèce de phrénésie qui peut se communiquer à tous les animaux, excepté à l'homme (1). L'opinion contraire s'est répandue, on ne sait comment, dans le peuple peu avant Asclépiade (2) qui exerça la médecine à Rome avec célébrité du temps du grand Pompée. Nicandre, poëte célèbre, qui fleurît un siècle avant ce héros, ne parle pas de l'hydrophobie dans son poëme sur la morsure des animaux vénéneux, d'où il est naturel de conclure qu'elle étoit inconnue de son temps; car aucune maladie ne prêtoit plus à la poésie par ses symptômes étonnans. Le nom même en est indiqué comme nouveau par Dioscoride. Cœlius Aurelianus, Pline, Ovide (3), une foule d'auteurs enfin attestent que les anciens n'avoient proposé aucun remède pour la combattre. Est-il possible de concevoir qu'une maladie aussi terrible qu'on a tenté, depuis Asclépiade, de guérir par tant de moyens divers, eût été abandonnée totalement à la nature, si elle eût été connue plutôt? C'est en vain qu'on annonce à

---

(1) Aristote, Hist. anim. L. VIII, cap. 22.

(2) Plutarq., L. VIII, sympos. probl. c. 9.

(3)   *Solvere nodosam nescit medicina podagram,*
    Nec formidatis ulla medetur aquis.

        Ovid. de Pont. Let. VIII, v. 23.

tout homme souffrant que les maux qu'il éprou-
ve sont incurables : jamais il ne perd totalement l'espoir ; et tant qu'il lui reste un souffle
de vie, un sentiment inné le contraint en quelque sorte de tenter tous les moyens de se sou-
lager. Ceux même qui l'environnent en propo-
sent de toute espèce, quoique n'ayant aucune
teinture de l'art de guérir ; plus leurs connois-
sances sont bornées, plus ils ont d'espoir.

On ne peut douter, d'après ces preuves, qu'il
n'a été question de l'hydrophobie, prise dans
le sens que nous venons de désigner, que peu
de temps avant l'ère chrétienne. Il nous reste
donc à examiner le degré de confiance que mé-
ritent ceux qui en ont parlé les premiers. Dioscoride (1.) m'a paru être le plus ancien de ceux

---

(1) Il nous reste de ce Dioscoride deux traités, l'un sur
les poissons, l'autre sur la morsure des animaux vénéneux,
qui se trouvent à la suite des cinq livres sur l'histoire et les
vertus des médicamens, donnés par Dioscoride d'Anazarbe,
ville de Cilicie, nommée ensuite Diocésarée, aujourd'hui
Ascari. On ne peut douter que ces deux auteurs sont différens. Le premier cite, 1°. Soranus d'Éphèse qui vivoit sous
l'empire de Trajan et d'Adrien, au commencement du deuxiè-
me siècle ; 2°. Thémison, qui, si l'on s'en rapporte à ce que
dit Juvenal, a pratiqué la médecine sous Domitien ; 3°. Eudemus qui fut confident de l'horrible complot de l'artificieux
Séjan, qui fit empoisonner Drusus. Ce Dioscoride confond,
C. VI, des plantes que l'autre Dioscoride a séparées.

L'auteur du Traité des médicamens a fleuri sous Néron ;
il annonce dans sa préface que le cinquième livre est le der-

qui sont parvenus jusqu'à nous ; il a même été servilement copié par ceux qui ont écrit depuis sur cet objet : ce qui me détermine à donner d'abord ici la traduction de son Traité (1). J'y joindrai ensuite les observations les plus propres à mettre ceux qui m'écoutent en état de juger par eux-mêmes la question.

---

nier de tout son ouvrage. Il ne paroît pas qu'il en ait donné d'autre ensuite, car Galien, dans sa préface du livre VI, de *medic. simplic.*, ne reconnoît que cinq livres de Dioscoride d'Anazarbe.

(1) Ce Mémoire, avant d'être présenté à la Société Médicale d'Émulation, a été lu le 30 brumaire an 10 au Collége de France, où, en qualité de professeur de langue grecque, je me fais un devoir de rendre compte de mes recherches sur les auteurs grecs : ce qui m'a obligé de donner la traduction de ce que Dioscoride a écrit sur la maladie dont il s'agit.

TRADUCTION DE DIOSCORIDE.

CHAPITRE PREMIER.

Des signes du chien enragé et des symptômes qu'éprouvent ceux qui en ont été mordus.

« Nous commencerons d'abord (1) par parler de ceux qui ont été mordus par un chien enragé, parce que cet animal est non-seulement très-multiplié et vit familièrement avec l'homme, mais parce qu'il est en outre très-sujet à la rage, et qu'il est très-difficile de s'en garantir. La mort est inévitable à la suite de sa morsure, si l'on n'a recours à temps à plusieurs remèdes efficaces.

Le chien devient en général enragé pendant les grandes chaleurs, quelquefois même dans les froids extrêmes. Dès qu'il est attaqué de la rage, il refuse généralement les alimens et la boisson ; il sort de sa gueule et de ses narines une grande quantité de pituite écumeuse ; ses

---

(1) C'est ainsi que l'auteur commence son Traité sur la morsure des animaux vénéneux.

yeux sont hagards, et il paroît plus triste que
de coutume ; il se jette avec impétuosité, et
sans aboyer, sur tous les animaux et sur tous
les hommes sans distinction ; il mord ceux avec
qui il a coutume de vivre, de même que les
inconnus. Il n'en résulte d'abord d'autre effet
fâcheux que la douleur qu'on ressent dans la
plaie ; mais cette plaie engendre ensuite une
maladie désignée sous le nom d'*Hydrophobie*.
Ses signes précurseurs sont des convulsions,
et une rougeur de tout le corps, particulièrement du visage, accompagnée de sueurs par-
tielles, bornées aux parties supérieures, et
d'un accablement extrême d'esprit. Quelques-
uns fuient la lumière, d'autres éprouvent des
douleurs aiguës et continuelles. On en voit
aboyer comme des chiens, mordre ceux qu'ils
rencontrent, et leur communiquer ainsi la maladie.

Nous n'avons vu réchapper aucun de ceux
chez lesquels elle s'est manifestée. On cite cependant un exemple ou deux de guérison. On
en trouve un dans Eudemus. Quelques auteurs
même racontent que Thémison ayant été mordu
par un chien enragé, gagna la maladie, et
guérit. D'autres prétendent que ce médecin
ayant donné des soins assidus à un de ses amis
attaqué d'hydrophobie, fut tellement affecté
de sa situation, qu'il éprouva la même mala-

die.; et qu'il n'échappa à la mort qu'après avoir beaucoup souffert.

Ce genre de maladie est des plus terribles ; néanmoins nous avons guéri un grand nombre de personnes qui avoient été mordues par des chiens enragés , lorsque les symptômes d'hy‑drophobie ne s'étoient pas encore manifestés , et nous savons que plusieurs médecins ont eu le même avantage ».

CHAPITRE II.

Remèdes contre la morsure du chien enragé.

« Aucun remède n'est plus efficace , étant administré immédiatement après la morsure, que deux parties de cendres d'écrevisses, mê‑lées avec une partie de cendres de gentiane. On peut recourir avec confiance à ce médicament : rien n'empêche néanmoins d'en tenter d'autres pour se mettre à l'abri d'un danger qui passe pour être inévitable. Il vaut mieux recourir, peut-être sans nécessité , à des moyens doulou‑reux et cruels , que de s'exposer à périr par négligence.

Les grandes plaies sont moins redoutables à la suite de la morsure d'un animal attaqué de la rage , que celles qui sont petites et sembla‑bles à des égratignures ; car il est possible que

le sang, en sortant avec impétuosité et abon-
damment par les grandes plaies, entraîne avec
lui une partie du virus : ce qu'on ne peut es-
pérer dans les plaies légères. Il faut même,
quand la plaie est large, enlever sur-le-champ
les chairs qui en sont détachées, en rafraîchir
les bords avec le bistouri, et y faire, en même
temps de chaque côté, dans tout le pourtour,
des incisions profondes; plus on fera couler de
sang, plus on mettra d'obstacle à l'introduc-
tion du virus.

Une ventouse, appliquée avec une grande
flamme, peut aussi être fort utile pour émous-
ser l'activité du venin. Mais de tous les moyens
recommandés contre la morsure des animaux
vénéneux, il n'y en a pas de plus puissant que
le feu ; il surpasse non-seulement tous les autres remèdes en efficacité, il dompte en outre
le venin, il l'empêche de pénétrer plus loin,
et l'état des parties qui ont éprouvé son action,
favorise singulièrement le traitement qui doit
suivre, parce que l'ulcère qui succède est long
à se cicatriser. Il faut, pour cette raison, bien
prendre garde quand l'eschare est tombée, que
la plaie ne se resserre trop tôt ; ne rien négli-
ger pour l'entretenir un temps convenable,
quarante jours au moins, dans un état d'inflammation et de suppuration. . . . .
. . . .

. . . . (1)

*Régime que doivent observer ceux qui ont été
mordus par un chien enragé.*

. . . .

Le vin pur, le vin doux, le lait, adminis-
trés avec prudence, résistent fortement au venin. Il est également avantageux de manger
de l'ail, des poireaux et des oignons. On ne
doït pas mépriser la thériaque, le mithridate,
ni tous les autres médicamens composés, dans
lesquels entrent des substances aromatiques...

. . . .

L'horreur de l'eau ne se manifeste pas dans
un temps fixe et déterminé, après la morsure.
Elle survient rarement avant le quarantièmè
jour. Quelques malades cependant, qui n'a-
voient fait aucun remède, n'en ont été attaqués
qu'au bout de six mois et même un an, comme
j'en ai vu des exemples ; d'autres même, à ce
qu'on raconte, ne sont devenus hydrophobes
qu'au bout de sept ans.

Les remèdes que nous avons indiqués, les
scarifications et le feu surtout, ne conviennent
que les premiers jours qui suivent la morsure.

____

(1) Je n'ai traduit que ce qui m'a paru le plus important,
ou le moins absurde, dans la méthode curative ; j'ai indiqué
par des points les endroits que j'ai cru devoir supprimer.

On tente en vain, quand on a trop tardé, de rappeler le virus au-dehors. On ne peut alors tirer aucun avantage de tourmenter le malade par des moyens douloureux ; il faut en conséquence adopter une autre méthode curative : recourir aux purgatifs les plus actifs, vivre d'alimens âcres, exciter les sueurs avant et après les repas, appliquer alternativement sur tout le corps, des sinapismes, des emplâtres composés de poix et de cire, et différens dépilatoires ».

Réflexions sur le texte de Dioscoride.

Quoique tout ce que nous venons de rapporter, d'après Dioscoride, ait été généralement adopté depuis plus de dix-huit siècles, l'examen attentif des symptômes et des causes de l'hydrophobie prouvera, à ce qu'il me semble, que ce consentement unanime ne peut être que l'effet de la terreur générale qu'ont inspirée toutes les fables qu'on a débitées au sujet de cette maladie ; car le propre de la terreur est, comme l'ont sait, de tenir l'esprit dans un assujettissement honteux, de priver l'ame de son activité, et de remplir l'imagination de chimères qui en ferment toutes les avenues à la vérité. Rien n'est plus difficile que de détruire les préjugés entretenus par cette cause ; ceux

qui en sont fortement infectés s'imaginant qu'il
seroit dangereux de braver de pareils préjugés, refusent constamment de prêter l'oreille
aux premiers qui tentent de lever le bandeau
de l'erreur, et rejettent même avec dedain toutes les observations contraires à leur manière
de voir. Quelque foible que soit en conséquence
l'espoir que j'ai de réussir parfaitement, l'objet dont il s'agit étant de la plus haute im-
portance, l'intérêt général me détermine à exposer les raisons qui me forcent à m'écarter de
l'opinion généralement reçue : elles sont le ré-
sultat de quarante ans de réflexions et d'expérience.

Tous les virus produisent des symptômes
constans et invariables qui ne laissent aucun
doute sur leur action : tous peuvent s'inoculer ;
ce qu'on ne peut pas dire du prétendu virus
hydrophobique. Tous les effets qu'on lui attribue, la perte de l'appétit, l'écume, la fureur,
l'horreur de l'eau même et les convulsions, sont
évidemment engendrés par d'autres causes.

Personne n'ignore, par exemple, qu'il est
ordinaire à tous les chiens malades de refuser
les alimens, d'avoir l'air triste, les yeux hagards, et d'être insensibles aux caresses de leur
maître. L'écume leur sort de la gueule et des
narines dans les inflammations de la gorge et
des poumons, mais surtout dans une espèce

d'esquinancie contagieuse parmi ces animaux,
comme s'en sont assurés Joseph de Aromata-
riis, Meibomius, et tous ceux qui, s'étant oc-
cupés toute leur vie de former des meutes de
chiens, ont été à portée d'en observer les maladies. Le célèbre Dufouillou, dont l'autorité
est ici du plus grand poids, admet sept espèces de rages, dont deux sont, selon lui, incurables, et se gagnent entre les chiens comme
la peste entre les hommes; mais il ne croit pas
que les derniers soient susceptibles de cette
contagion. Doit-on balancer à préférer le témoignage d'une foule d'observateurs attentifs,
seuls en état de juger du fait, à des bruits populaires ?

La fureur du chien n'est pas plus un indice
de virus; cet animal naturellement ardent et
féroce, devient facilement furieux quand on
s'obstine à l'irriter et à le poursuivre; lors surtout qu'il se sent blessé, il se précipite sur ceux
qui le menacent : les obstacles qu'on lui op-
pose, loin de le retenir, augmentent alors sa
férocité.

L'on objectera que la fureur qui caractérise
l'hydrophobie est continuelle, qu'elle n'est
déterminée par aucune cause apparente, que
d'ailleurs le concours des symptômes qui l'ac-
compagnent ne laisse aucun doute sur l'état de
l'animal, que le son de sa voix est effrayant,

qu'il cherche continuellement à mordre , qu'il erre çà et là avec les yeux egarés et étincelans , que les autres animaux , la mère même qui l'a nourri , n'osent en approcher.

Ces objections ne peuvent en imposer qu'à ceux qui n'ont pas eu de fréquentes occasions de voir des chiens malades. Quelle que soit la cause de leurs souffrances , les autres s'en écartent ; ils deviennent fréquemment difficiles à contenir , et ils quittent quelquefois pour toujours leur maître , dans la saison de l'année où ils sont animés par ce feu ardent que la nature allume pour la propagation de l'espèce.

La fureur spontanée , l'horreur de l'eau et les autres signes propres à la rage , se trouvent généralement réunis , lorsque les viscères du bas-ventre ou le cerveau sont affectés d'inflammation , ou rongés par des vers. Un chien , chez qui tous ces symptômes étoient portés au plus haut degré , avoit répandu la terreur dans les environs d'Hambourg ; les caractères propres à l'hydrophobie s'étoient manifestés chez la plupart de ceux qu'il avoit blessés. Tout le monde le fuyoit ; un jeune médecin cependant , animé par l'intérêt public et par le désir de s'instruire de la cause de l'hydrophobie , poursuivit l'animal , et parvint à le tuer. Il pria à l'instant Paullini , qui se trouvoit alors dans ce canton , de le seconder pour faire l'ouverture du cadavre. Ceci se passa en 1674, dans un temps où l'on étoit généralement convaincu que non-seulement le contact, mais même la vapeur d'un hydrophobe, quoique privé de vie, pouvoit communiquer la maladie. Cette idée étoit appuyée du témoignage d'une foule d'auteurs. Ces deux médecins crurent en conséquence devoir prendre la précaution de se munir de tous les préservatifs connus pour se mettre à l'abri de la contagion. Néanmoins à peine la tête de l'animal fut-elle ouverte, que Paullini chancela et tomba en défaillance, et le jeune homme vomit : le cadavre n'exhaloit cependant aucune odeur fétide. Le cerveau parut réduit en fonte par la putridité et rempli de vers, dont plusieurs étoient renfermés dans des espèces d'hydatides. Il restoit aussi un ver dans les intestins (1).

L'ouverture de quantité d'animaux morts d'hydrophobie a souvent offert les mêmes résultats, d'où il est évident que les symptômes qu'on a observés chez eux, n'étoient pas l'effet d'un virus particulier, mais d'une affection organique qui ne peut se communiquer d'un individu à l'autre. On ne doit donc attribuer qu'à la peur seule l'état où se trouvèrent les gens de

____

(1) V. *Christiani Franc. Paullini cynographia curiosa.* Norimberg, 1685, in-4°.

l'art qui firent l'ouverture du chien dont je viens de parler, ainsi que les effets qu'ont éprouvés quelques-uns de ceux qui ont eu le malheur d'être mordus par des animaux hydrophobes.

Quantité de causes peuvent d'ailleurs déterminer chez l'homme l'horreur de l'eau : telles sont les inflammations de la gorge, de l'œsophage, de l'estomac et des intestins; l'affection hystérique; la suppression d'une évacuation habituelle; le refroidissement subit lorsque le corps est couvert de sueurs; les blessures des nerfs ou des tendons, car on ne peut attribuer qu'à cette dernière cause les symptômes d'hydrophobie dont ont été affectées certaines personnes qui s'étoient déchirées avec un clou, ou qui avoient été mordues par des coqs, des canards, et autres animaux innocens. Une forte contusion à la malléole externe a été suivie, par la même raison, de symptômes d'hydrophobie au bout de six jours, et le malade périt le lendemain (1). On trouve dans les auteurs quantité d'exemples de ce genre. On les observe très-fréquemment dans les pays chauds et humides, ainsi que le tétanos qui n'est réellement qu'une variété de l'hydrophobie.

Mais ce qu'il est essentiel d'observer ici, c'est

____

(1) Voyez Érasme Darwin, *Zoonomia*, part. II, class. III, p. 11-15.

B

que la cause la plus puissante de l'horreur de
l'eau, chez l'homme, est la terreur ; les signes
les plus constans qui précèdent ce symptôme
terrible, les seuls dont tous ceux qui ont écrit
sur cet objet conviennent, sont communs à toutes les autres affections vives qui troublent l'esprit et étouffent la raison. Parmi ceux qui ont
été blessés par un animal hydrophobe, quelques-uns périssent sans avoir aucune horreur
de l'eau ; d'autres, loin d'être furieux, restent
calmes ou même insensibles jusqu'au moment
fatal qui termine leurs jours, mais tous sont
plus ou moins sombres, rêveurs, inquiets ; on
les voit marmotter entre les dents, chercher la
solitude, fuir le grand jour ; leur physionomie
porte l'empreinte de la tristesse ; ils ont les
yeux égarés, hagards, et d'une sensibilité extrême ; le moindre bruit les trouble, leur voix
est tremblante, leur sommeil est agité par des
rêves qui deviennent de jour en jour plus af-
freux ; au bout d'un certain temps, les traits
et la figure de l'animal qui les a mordus, se
présentent à leur esprit ; ils s'imaginent être
aux prises avec lui ; ils se réveillent en sur-
saut, en jetant des cris effrayans ; alors le mal
est à son comble, quelquefois ils mordent et
déchirent tout ce qu'ils peuvent atteindre ; la
respiration est toujours extrêmement gênée, et
ils périssent, le plus communément, souvent
dans les convulsions.

Peut-on attribuer à d'autre cause qu'à la terreur seule, les mouvemens convulsifs dont sont agitées quantité de personnes à la vue seule d'un chien ou d'un loup furieux ; le seul soupçon de la rage n'a-t-il pas souvent suffi pour donner la mort ? N'a-t-on pas maintes fois reconnu, lorsqu'on a fait les recherches convenables pour s'assurer de l'état où se trouvoient réellement les animaux dont la morsure avoit été suivie de symptômes d'hydrophobie, que les soupçons qu'on avoit eus étoient dénués de fondement ? Plusieurs de ces animaux n'ont-ils pas survécu long-temps bien portans, lorsqu'on ne les a pas sacrifiés sur-le-champ à une vaine terreur (1) ? N'avons-nous pas des preuves nombreuses qu'on a toujours fait disparoître les signes précurseurs de l'hydrophobie, lorsqu'on est parvenu à convaincre ceux qui en étoient atteints, que l'animal qui les avoit blessés n'étoit pas hydrophobe, tandis que des personnes foibles et pusillanimes, qui avoient reçu une légère blessure, ont péri de la rage, en apprenant, au bout d'un grand

---

(1) J'ai donné un exemple du premier genre dans quelques journaux, le 20 pluviôse an 8. On en trouvera du second genre dans *les Réflexions sur l'influence des affections morales dans la rage*, etc., publiées dans le même temps par Benjamin Levraud, qui se trouvent chez GABON, libraire, place de l'École de Médecine.

nombre d'années, que quelques-uns de ceux qui avoient été blessés en même temps qu'elles par le même chien, avoient été victimes de cette cruelle maladie. Deux frères furent ainsi mordus, en Languedoc, à la même heure, par le même chien ; l'un s'embarqua sur-le-champ pour l'Amérique, l'autre resta dans sa patrie, et mourut hydrophobe au bout de peu de jours. Le premier, de retour, après dix ans d'absence, dans son pays natal, y apprend le genre de mort de son frère, à l'instant il est pris de la rage et y succombe en peu de temps.

Comment méconnoître la puissance de l'imagination, dans le trouble que produit sur certaines personnes, l'aspect du cadavre d'un hydrophobe (1), ou même le souvenir des tourmens qu'ont éprouvés ceux qu'on a vu périr de cette maladie ? Un médecin célèbre même, Themisson, en éprouvoit les signes précurseurs à chaque fois qu'il songeoit à un de ses amis qui en avoit été la victime, malgré tous les soins qu'il lui prodigua.

Il est aisé de rendre raison de tous les phé-

---

(1) Metzler, dans une Dissertation sur la rage, publiée il y a une vingtaine d'années, raconte que plusieurs chirurgiens appelés pour faire l'opération césarienne à une femme grosse de huit mois, qui venoit de mourir hydrophobe, ayant été saisis de frayeur, prirent la fuite ; mais que la femme d'un paysan qui demeuroit dans le voisinage, plus hardie qu'eux, fit l'opération avec un couteau de table, et sauva l'enfant.

nomènes que présente l'hydrophobie, en faisant attention aux effets que produisent, sur l'économie animale, toutes les impressions vives ou souvent réitérées. Ces effets agissent continuellement sur nous, sans que nous puissions en apercevoir la chaîne, et ils ne cessent qu'avec la vie. Les aversions formées insensiblement dans l'âge le plus tendre, se manifestent souvent dans certaines circonstances particulières, au moment qu'on y songe le moins. Ces aversions tirent leur source de l'extrême facilité qu'ont les enfans de prendre les manières de voir et de sentir de ceux qui les environnent habituellement. Les exemples de ce genre sont extrêmement communs. Ainsi ceux qui ont été élevés dans des appartemens propres, où l'on fait une guerre continuelle à l'araignée, et qui ont vu certaines personnes saisies de frayeur et agitées de mouvemens convulsifs à son seul aspect, ne peuvent jamais voir cet insecte innocent sans éprouver les mêmes sensations dont d'autres ont été affectés en leur présence, parce que, d'après les lois immuables auxquelles l'économie animale est assujettie, tous les mouvemens convulsifs, le rire même et le bâillement, se communiquent avec facilité d'un individu à l'autre, et se renouvellent à chaque fois que la cause qui les a déterminés se représente. On ne peut même douter que certains mouvemens convulsifs sont hériditaires, et ont été transmis des parens aux enfans.

Toutes les tentatives qu'on fait pour vaincre ces espèces d'antipathies, sont infructueuses, et si l'on obstine à les brusquer, il peut en résulter les effets les plus funestes. Quantité de personnes éprouvent, malgré elles, des mouvemens convulsifs à la vue non-seulement d'une araignée, mais même d'un crapaud, d'une chenille ou de quelque autre animal que tout homme qui n'a pas été élevé de manière à contracter une pareille aversion, contemple et manie même avec une parfaite sécurité. Ces mouvemens convulsifs ont été quelquefois suivis de véritables symptômes d'hydrophobie. Doit-on, en conséquence, être étonné que la vue ou l'égratignure la plus légère du chien le mieux portant, produisent des effets semblables sur quantité d'individus, dans les pays où l'on berce les enfans de fables effrayantes sur la rage, et où ces premières impressions sont fortifiées par quantité de circonstances particulières, dont il n'est pas possible de faire ici l'énumération. Outre qu'ils voyent souvent des personnes d'un âge mûr, se détourner et fuir saisies d'effroi à l'aspect d'un chien inconnu, on leur recommande sans cesse de ne jamais approcher d'aucun animal de ce genre, sous peine de gagner la rage.

L'intervalle immense qu'on observe quelquefois entre l'instant de la morsure et l'accès
d'hydrophobie, est encore un des effets ordi-
naires aux fortes impressions d'horreur. La
cause la plus légère renouvelle souvent ces impressions lorsqu'on les croit entièrement effa-
cées ; leurs effets secondaires sont même quelquefois plus funestes que les premiers, lorsque
l'énergie du principe vital se trouve fortement
affoiblie par des chagrins vifs, par des excès
ou une maladie grave. Tout homme exercé
dans l'art de guérir, a certainement observé,
en recherchant la cause éloignée des manies
les plus rebelles, qu'elles tiroient fréquemment
leur origine, chez les adultes, des vives frayeurs
dont ils avoient été frappés dans leur enfance.
Les signes précurseurs de ce genre de manie,
sont absolument les mêmes que ceux de l'hydrophobie ; quand ils sont sur le point de par-
venir à leur plus haut période, le sommeil est
également agité ; les sens n'étant plus alors dis-
traits par aucun objet externe, l'esprit est plus
vivement frappé des idées qui l'ont occupé la
veille. Ainsi quantité de personnes fort sen-
sibles qui ont paru apprendre avec indifférence
la mort d'un ami, en sont très-vivement affectées pendant le sommeil, et se réveillent les
yeux baignés de larmes.

L'hydrophobie offre des variétés sans nombre,

de même que les différens genres de manie, suivant la force des émotions qui ont déterminé cette affection, et suivant le tempérament particulier à chaque individu. Toute commotion vive qui prive le principe vital de son énergie, et qui tient l'ame dans une espèce de stupeur, trouble à l'instant l'ordre et la régularité de la circulation ; le pouls devient en conséquence petit, serré, irrégulier et précipité ; les petits vaisseaux se contractent fortement, les liquides ne pouvant plus se porter vers la surface du corps, refluent vers les viscères internes, y déterminent des engorgemens énormes ou des épanchemens, d'où résultent une difficulté extrême de respirer, des mouvemens convulsifs, des envies de mordre et autres symptômes effrayans, qui sont autant de moyens que la nature emploie constamment pour vaincre les obstacles qui s'opposent à la liberté de la circulation, et reculer le moment fatal lorsqu'elle est sur le point même de succomber. Ainsi les guerriers les plus intrépides, vaincus par l'excès des douleurs, sont agités de mouvemens convulsifs et mordent la poussière en expirant.

Enfin, plus on compare les symptômes de l'hydrophobie avec ceux qui sont propres aux autres affections de l'esprit, plus on est frappé de leur parfaite ressemblance. Je ne suivrai

pas plus loin cette comparaison ; je me conten-
terai d'ajouter que telle tentative qu'on ait
faite pour inoculer le prétendu virus des hydrophobes, on n'a jamais pu y réussir. Je
pourrois citer ici le témoignage du citoyen Gi-
raud, chirurgien du grand Hospice de Paris,
qui a inoculé plusieurs chiens avec de la salive
prise sur des hydrophobes agités de mouvemens
convulsifs ; aucun de ces chiens n'a gagné la
maladie ; j'ai moi-même porté souvent le doigt
à nu dans leur bouche, pour m'assurer de
l'état de la langue et de la gorge, jamais il ne
m'en est rien arrivé de fâcheux. On n'en re-
doute plus la vapeur, et on ouvre aujourd'hui
hardiment leurs cadavres. On a mangé impu-
nément le lait, le beurre, la chair de plusieurs animaux qui avoient été réellement affectés de symptômes d'hydrophobie ; des hommes hydrophobes ont sacrifié à Vénus dans le
fort de l'accès, quelque temps même avant
d'expirer ; et la santé de celles qui ont été obli-
gées de céder à leur fureur, n'en a pas été al-
térée. Enfin, on rencontre encore, dans certains
pays, des hommes qui appliquent hardiment
leur bouche sur la plaie, immédiatement après
la morsure de l'animal enragé, et qui, à l'exemple des Psylles, tant vantés dans l'antiquité,
prétendent avoir la vertu d'enlever, par la suc-
cion, tout le venin. Il est bien reconnu au-

jourd'hui que tout ce qu'on a dit du privilége
particulier dont jouissoit la famille des Psylles
est fabuleux, et que ces hommes ne l'empor-
toient sur les autres hommes, que par leur in-
trépidité ; ce qui doit nous convaincre que la
fermeté suffit pour mettre à l'abri de l'hydrophobie. On pourroit ajouter que cette maladie
terrible n'attaque qu'un petit nombre de ceux
qui sont mordus, et particulièrement les gens
crédules, timides, mélancoliques, élevés dans
la mollesse et infectés des préjugés populaires.
Mais l'examen des moyens curatifs qui ont été
employés avec le plus de succès, achevera certainement de dissiper tous les doutes qu'on
pourroit encore avoir à ce sujet.

Il suffit de faire l'énumération des remèdes
les plus vantés contre l'hydrophobie, pour convaincre tout homme exempt de préjugés, qu'on
ne peut attribuer leurs succès qu'à la confiance
aveugle qu'on a eu l'art d'inspirer aux malades (1) : les plus absurdes ont réussi. On a

____

(1) Dans le temps où l'on parloit beaucoup de la rage à
Paris, je vis un homme de campagne qui étoit venu pour dé-
biter un remède qu'on conservoit depuis des siècles dans sa
famille, et qui, à ce qu'il prétendoit, n'avoit jamais manqué
de guérir de la rage, lorsque l'horreur de l'eau ne s'étoit pas
encore manifestée. Je lui fis plusieurs objections, et il me dit
pour toute réponse qu'il ne donnoit son remède qu'à ceux qui
paroissoient convaincus de son infaillibilité, mais qu'il ne ré-
pondoit pas de la guérison des autres.

prétendu 1°. que l'ombre de certains arbres pouvoit déterminer la rage ou en préserver; 2°. qu'on n'avoit rien à redouter d'un chien blessé par un animal enragé, si dès le commencement du jour, il en mordoit un autre parfaitement sain, parce que le dernier emportoit tout le venin; 3°. que le plus sûr préservatif étoit de se faire lécher la plaie par le chien même dont on avoit été mordu, ou d'y appliquer de la chair chaude et sanglante; tel que le croupion plumé ou écorché d'un coq, un pigeon ou une grenouille, coupés vivans par le milieu suivant leur longueur, pour attirer le venin au dehors.

Les moyens dont le crédit s'est le plus long-temps soutenu, n'ont dû leur efficacité qu'à la superstition : tels sont les amulettes de différens genres qu'on suspendoit au col du malade, le pain sans levain sur lequel les magiciens avoient écrit certaines paroles; les instrumens de musique les plus sonores, employés de la manière la plus propre à ébranler l'imagination, et à jeter les malades dans une espèce d'enthousiasme capable de les distraire de l'objet dont leur esprit étoit frappé; enfin, les clefs destinées à ouvrir les portes de certains temples. Des observations sans nombre prouvent que de légères brûlures pratiquées avec une clef de ce genre, ont toujours suffi pour guérir, et même pour préserver à jamais de la maladie, non-seulement les hommes, mais même les animaux, dans tous les pays où les peuples étoient parfaitement convaincus que la divinité daigneroit venir à leur secours dans ces circonstances fâcheuses ; tandis que dans tous les autres endroits où la croyance n'étoit pas la même, les brûlures les plus profondes n'ont jamais été d'aucune efficacité.

Les éloges outrés qu'on a faits encore récemment du fer et du feu contre la rage, sont certainement un reste de l'ancienne superstition ; aucun fait bien constaté ne prouve la supériorité de ces moyens sur ceux que nous venons d'indiquer. Jamais la cautérisation, ni même l'amputation du membre blessé, n'a arrêté les effets de la morsure de la vipère ou du serpent à sonnette, ni de tout autre animal qui laisse un poison actif dans la plaie qu'il a faite. On doit porter le même jugement à l'égard de tout virus appliqué sur la surface du corps. Les médecins les plus célèbres de l'antiquité, Galien entre autres, ont remarqué que dans ces cas la cautérisation, loin de détruire le virus, en favorisoit l'absorption et en augmentoit l'activité. Je répondrai, avec l'illustre Botal, à ceux qui tentent tout pour donner du crédit à l'opinion contraire, que « après avoir » appliqué les remèdes qui corrodent le plus

» fortement les chairs, l'ulcère reste sec
» pendant huit jours; mais cet état même,
» loin d'être utile, est fort dangereux, car il
» faut, autant qu'il est possible, débarrasser, à
» l'instant même, la partie de la matière de
» la contagion. Qu'on se garde bien de croire
» que plus on brûle profondément, plus on en
» tire d'avantage; jamais on ne peut détruire
» tout ce qui est infecté : ce qui reste de vi-
» rus, retenu par le caustique, affecte plus
» vivement les parties voisines de l'ulcère (1) ».

On doit encore moins compter sur les scarifications profondes ; elles sont, de l'aveu
même de Dioscoride, bien inférieures au feu.
Ceux qui y ont recours, exposent donc sans
nécessité les malades à des douleurs cruelles.

On ne peut douter, d'après tout ce que nous
venons de dire, que le seul moyen de préserver de l'hydrophobie, est de rassurer ceux qui
la redoutent, d'écarter de leur esprit tout ce
qui peut favoriser leur erreur et réveiller leurs
alarmes. Il faut enfin, comme l'a recommandé
Cœlius Aurélianus, ou plutôt Soranus, il y a
près de dix-huit siècles, leur administrer ab-

---

(1) On trouvera de plus grands détails sur la manière d'em-
ployer les caustiques, p. 574, vol. II des Commentaires que
j'ai ajoutés à la traduction du *Traité de la Gonorrhée et des Maladies vénériennes* de BELL, 2 vol. *in-8º*., qui se trouvent chez
GABON, place de l'École de Médecine.

solument le même traitement qu'à ceux qui sont affectés de manie. Cet auteur rejette le fer et le feu, il croit que les ventouses mêmes peuvent aggraver le mal; mais il veut, dès qu'on a reconnu les signes précurseurs de l'hydrophobie, qu'on empêche ceux qui en sont affectés de se livrer au sommeil jusqu'à ce qu'on soit parvenu à chasser de leur esprit l'idée qui les occupe, parce que dans ce cas le sommeil suffit pour déterminer l'accès. Il regarde surtout comme très-essentiel, de ne laisser auprès d'eux que des personnes extrêmement prudentes, de ne pas les entretenir de fables, de se borner à répondre à leurs questions de manière à paroître leur céder, et de tâcher néanmoins, sans heurter de front leur opinion, de les convaincre de la fausseté des objets dont leur imagination est frappée, de rendre enfin peu à peu ces mêmes objets absurdes à leurs yeux, et absolument incroyables.

Le docteur Douglas, médecin anglais, après avoir long-temps tenté sur un très-grand nombre d'hydrophobes, un spécifique de son invention, a été obligé de revenir à la méthode de Cœlius Aurelianus, et de convenir qu'elle étoit la plus sûre de toutes. Cet aveu de l'homme le plus exercé dans le traitement de ce genre de maladie, démontre évidemment qu'il faut uniquement tranquilliser l'imagination

pour guérir ou préserver de l'hydrophobie
. Mais la preuve la plus convaincante que
cette maladie est uniquement l'effet des premières impressions que nous avons reçues, et
qu'on peut l'anéantir en déterminant chez les
enfans des impressions contraires, c'est que la
rage est inconnue , et qu'on ne croit pas même
qu'elle puisse exister dans tous les pays où
l'on a une sorte de vénération pour le chien,
et où l'on est convaincu que cet animal est
ami de l'homme et incapable de nuire. Ainsi
on rencontre dans toute la Turquie, dans Cons-
tantinople surtout, quantité de chiens affamés
et errans, qui n'ont point de maître; on les
approche avec sécurité, et l'on n'y entend jamais parler de la rage. On objectera en vain
que cette différence tient à la nature du cli-
mat; les mêmes pays où la rage est absolument
inconnue aujourd'hui, la Turquie Asiatique
surtout et l'île de Candie, passoient autrefois
pour en être le berceau, et elle y étoit même
en quelque sorte épidémique, au rapport de
Cœlius Aurelianus. Il est donc évident qu'on
ne peut attribuer l'avantage dont jouissent aujourd'hui ces peuples, qu'à la sécurité qu'on
leur a inspirée dès l'enfance. En conséquence,
quelque absurde que puisse paroître l'opinion
que je propose, je ne doute nullement qu'en
prenant toutes les précautions convenables

pour inspirer à nos enfans la même sécurité
à l'égard de la rage, on ne parvienne, un jour,
à anéantir entièrement cette maladie, au point
que son existence paroîtra aussi incroyable à
nos arrière-neveux que celle des sorciers et des
revenans; ils seront même étonnés que l'opinion
contraire ait dominé si long-temps, et ils se
rappelleront avec plaisir le siècle célèbre d'ailleurs par tant d'événemens étonnans, où l'hu-
manité aura été délivrée d'un préjugé aussi
funeste.